Amjed BEN HAOUALA
Najla SGHAIER

Uma abordagem neurobiológica do jogo

Amjed BEN HAOUALA
Najla SGHAIER

Uma abordagem neurobiológica do jogo

através de uma revisão da literatura

ScienciaScripts

Imprint

Cover image: www.ingimage.com

This book is a translation from the original published under ISBN 978-620-6-73032-3.

Publisher:
Sciencia Scripts
is a trademark of
Dodo Books Indian Ocean Ltd. and OmniScriptum S.R.L publishing group

120 High Road, East Finchley, London, N2 9ED, United Kingdom
Str. Armeneasca 28/1, office 1, Chisinau MD-2012, Republic of Moldova, Europe
Managing Directors: Ieva Konstantinova, Victoria Ursu
info@omniscriptum.com

Printed at: see last page
ISBN: 978-620-8-64156-6

ÍNDICE DE CONTEÚDOS

INTRODUÇÃO

Os jogos de azar consistem em apostar algo de valor (geralmente dinheiro) num acontecimento cujo resultado é incerto, na esperança de ganhar uma recompensa maior (1). Os jogos são omnipresentes em muitas culturas e estão a tornar-se uma parte cada vez mais importante das actividades de lazer (2). As formas mais populares de jogo incluem os jogos de casino (incluindo os jogos de mesa, como o blackjack, e os jogos electrónicos, como as slot machines), as lotarias (incluindo as lotarias instantâneas ou as raspadinhas) e os jogos na Internet (incluindo o póquer ou os jogos desportivos) (3).

Embora o jogo seja uma atividade recreativa para a maioria das pessoas, alguns jogadores perdem o controlo e apostam excessivamente, com consequências financeiras, pessoais e profissionais dramáticas. A perturbação do jogo é atualmente reconhecida como uma perturbação psiquiátrica na quinta versão do Manual de Diagnóstico e Estatística das Perturbações Mentais (DSM-5) (4).

Estas numerosas semelhanças clínicas, neurobiológicas e neuropsicológicas com a toxicodependência levaram a comunidade psiquiátrica a redefinir o jogo patológico como uma dependência comportamental, que responde a critérios precisos (4). A sua prevalência situa-se entre 1 e 2% nos países ocidentais. (5). Estas estimativas são várias vezes superiores nos adolescentes e nos jovens adultos (6).

Estudos recentes sobre o jogo patológico sugerem que as estimativas de prevalência podem aumentar devido a uma maior disponibilidade de jogos de azar em relação a alterações na legislação, a uma maior aceitação social e à recente liberalização de certos jogos em linha (7). Na última década, foram feitos progressos consideráveis na compreensão da base neurobiológica desta perturbação, nomeadamente com o advento da neuroimagem. Vários sistemas de neurotransmissores (norepinefrina, serotonina, dopamina, opióides e glutamato) e regiões cerebrais (striatum ventral, córtex pré-frontal ventromedial, ínsula, entre outros) têm sido implicados no jogo patológico (8).

Assim, uma melhor compreensão dos mecanismos neurobiológicos desta dependência comportamental parece ser importante para o desenvolvimento de estratégias de prevenção e tratamento mais direcionadas. Daí o interesse do nosso estudo, cujo objetivo é ilustrado através de uma revisão da literatura sobre as bases neurobiológicas do jogo patológico.

METODOLOGIA

I. Tipo de estudo

Foi efectuada uma revisão sistemática da literatura utilizando a metodologia Prisma-P (Preferred Reporting Items for Systematic Review and Meta-Analysis). As fontes de referência bibliográfica foram geridas utilizando o software Zotero.

II. Procedimento

1. Identificação : exportar referências para o Zotero

As equações de pesquisa foram introduzidas no Pubmed utilizando os seguintes termos: "Neurobiology", "Gambling Disorder", "Pathological Gambling", "Gambling" com a seguinte fórmula: [Neurobiology] AND ["Gambling Disorder" OR "Pathological Gambling" OR "Gambling"].

A pesquisa foi efectuada de 1997 a 2024 e identificou 208 referências.

2. Fase de seleção: Identificação e eliminação de duplicados

Após a exclusão dos duplicados, foram selecionadas 202 referências.

3. Fase de seleção: seleção e verificação dos artigos com base no título e no resumo

Esta fase consiste na seleção de artigos com base em critérios de inclusão e exclusão. Os critérios de inclusão são ensaios clínicos, ensaios controlados aleatórios e revisões sistemáticas publicados entre 1997 e 2024, cujos objectivos primários ou secundários eram o estudo dos vários mecanismos neurobiológicos do jogo patológico. Não utilizámos uma restrição em relação à data de publicação.

4. Elegibilidade : Avaliação da elegibilidade do item em texto integral

Nesta fase, a análise da elegibilidade dos artigos baseia-se na avaliação dos critérios de inclusão e exclusão através da leitura integral do texto. O processo de elegibilidade foi semelhante ao utilizado para a seleção inicial, com base no título e no resumo. No final, apenas 27 artigos cumpriram os nossos critérios e foram incluídos no nosso estudo. Para resumir estas quatro etapas, foi elaborado um fluxograma PRISMA.

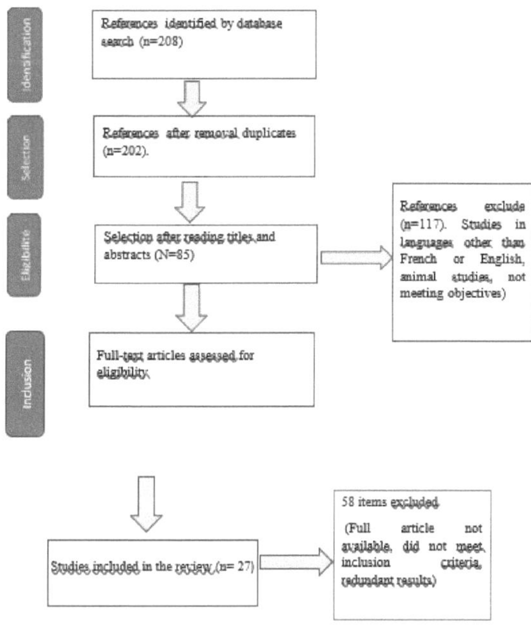

RESULTADOS

O nosso trabalho incluiu 27 artigos sobre a neurobiologia do jogo patológico. Estes artigos exploram os mecanismos numa perspetiva de neuroimagem e neuroquímica. Outros artigos exploram as implicações terapêuticas destes mecanismos no jogo patológico.

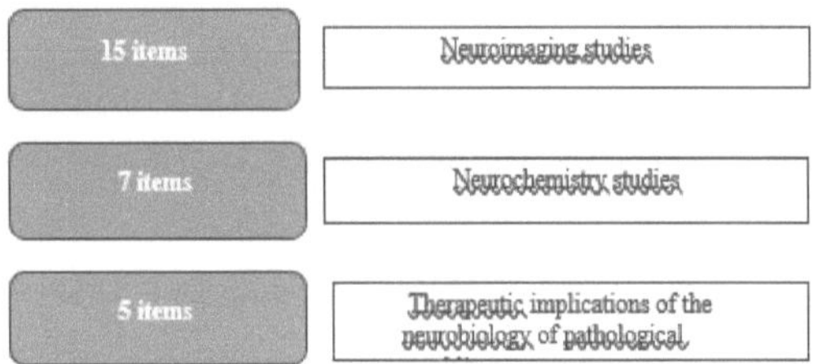

I. A patologia do jogo como dependência no DSM-5 :

O jogo patológico foi durante muito tempo considerado uma "perturbação do controlo dos impulsos" no DSM-3 e no DSM-4 (9). É agora redefinido como uma dependência no DSM-5 (Figura 1), tornando-se a primeira e única dependência comportamental (perturbação não relacionada com substâncias) a ser oficialmente reconhecida (4). No DSM-5, o jogo patológico (também conhecido como perturbação do jogo) é definido por um padrão de "comportamento de jogo desadaptativo, persistente e repetido" que perturba vários domínios pessoais, familiares e profissionais. Para fazer o diagnóstico, pelo menos quatro dos nove critérios devem estar presentes durante um período de doze meses (Figura 1). O problema de jogo que ocorre principalmente durante um episódio maníaco é um critério de exclusão para o diagnóstico (4).

A. Pratique inadaptée, persistante et répétée du jeu d'argent conduisant à une altération du fonctionnement ou une souffrance, cliniquement significative, comme en témoigne, chez le sujet, la présence d'au moins quatre des manifestations suivantes au cours d'une période de 12 mois.

1) Besoin de jouer avec des sommes d'argent croissantes pour obtenir l'état d'excitation désiré
2) Agitation ou irritabilité lors des tentatives de réduction ou d'arrêt de la pratique du jeu
3) Efforts répétés mais infructueux pour contrôler, réduire ou arrêter la pratique du jeu
4) Préoccupation par le jeu (remémoration d'expériences de jeu passées ou par la prévision de tentatives prochaines ou par des moyens de se procurer de l'argent pour jouer).
5) Joue souvent lors des sentiments de souffrance/mal être (par exemple sentiments d'impuissance, de culpabilité, d'anxiété, de dépression)
6) Après avoir perdu de l'argent au jeu, retourne souvent jouer un autre jour pour recouvrer ses pertes (pour « se refaire »)
7) Ment pour dissimuler l'ampleur réelle de ses habitudes de jeu
8) Met en danger ou a perdu une relation affective importante, un emploi ou des possibilités d'étude ou de carrière à cause du jeu
9) Compte sur les autres pour obtenir de l'argent et se sortir de situations financières désespérées dues au jeu.

B. La pratique du jeu d'argent n'est pas mieux expliquée par un épisode maniaque

Figura 1: Critérios do DSM-5 para o jogo patológico

Esta reclassificação da secção "Perturbações do controlo dos impulsos não classificadas noutra parte" do DSM-4 para a secção "Perturbações relacionadas com substâncias e dependências" foi motivada por uma série de argumentos que sugerem uma etiologia comum à dependência de substâncias (drogas, álcool, nicotina).

(7). Os critérios de diagnóstico em ambos os casos incluem a existência de sintomas de tolerância, desejo e abstinência, bem como um sentimento de perda de controlo e repercussões negativas em várias áreas da vida pessoal. Além disso, foi observada uma comorbilidade bastante forte entre o jogo patológico e a dependência de substâncias (10,11), provavelmente ligada a uma vulnerabilidade genética parcialmente partilhada (12,13). Além disso, certos traços de personalidade marcados pela procura de riscos e pela impulsividade são partilhados pelo jogo e pela toxicodependência (7). Esta reconceptualização do jogo patológico como dependência tem implicações para o que consiste em :

-Oferecer a oportunidade de explorar hipóteses neurobiológicas do domínio da neurobiologia. dependência de substâncias

Abrir a perspetiva de um modelo de "toxicodependência sem drogas", que permita estudar os mecanismos cerebrais da toxicodependência sem os efeitos de confusão associados à ação bioquímica das drogas. Dado que a língua francesa não dispõe de uma palavra que designe especificamente os jogos de azar e os jogos de azar como o termo "gambling" em inglês, utilizaremos no nosso trabalho o termo "jeu" para designar os jogos de azar e os jogos de azar.

II. Os circuitos neuronais envolvidos :

Os circuitos neuronais envolvidos no jogo patológico foram melhor explorados com o advento da ressonância magnética funcional (fMRI) no final dos anos 90 (7). Os estudos de neuroimagem revelaram alterações estruturais em determinadas regiões cerebrais nos jogadores patológicos. Foram observadas alterações nas regiões fronto-estriatais e límbicas do cérebro, incluindo o striatum, o córtex orbitofrontal, o córtex cingulado anterior, a ínsula, o hipocampo e a amígdala (Figura 2). Estas regiões estão envolvidas no controlo dos impulsos, na tomada de decisões, no processamento da recompensa e na memória, o que sugere disfunções nestes processos em indivíduos afectados pelo jogo patológico.

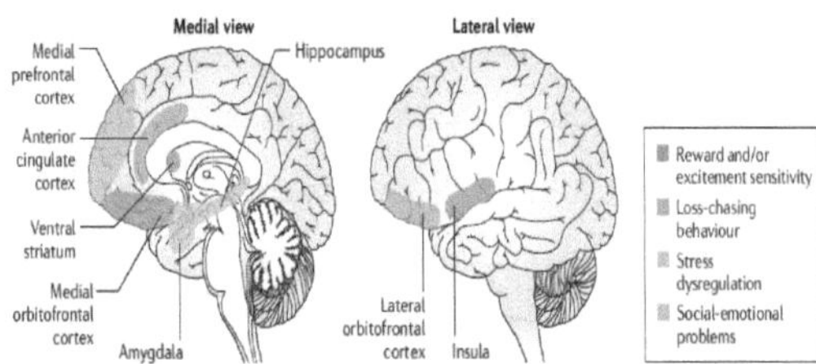

Figura 2: Regiões do cérebro envolvidas no jogo patológico

1. Estriado

O striatum desempenha um papel crucial no processamento da recompensa, na motivação, na aprendizagem associativa e no controlo dos impulsos, o que faz dele uma região cerebral chave envolvida no jogo patológico. Está dividido em (14): -O striatum central (que compreende principalmente o núcleo accumbens e a parte ventral do putamen) está associado à regulação emocional, à motivação e à aprendizagem associativa (associações estímulo-resultado, como a ligação entre pistas de jogo e ganhos monetários).

- O striatum dorsal (que inclui principalmente a parte dorsal do putamen e o núcleo caudado) está envolvido no controlo dos movimentos voluntários, na aprendizagem motora (associações estímulo-ação, como a ligação entre sinais de jogo e comportamentos dirigidos a eles), na formação de hábitos e no processamento de informações sensoriais e espaciais. O striatum dorsal está também envolvido na tomada de decisões e no controlo dos impulsos.

Os estudos de neuroimagem mostraram resultados divergentes no que diz respeito à atividade do striatum ventral nos indivíduos que sofrem de jogo patológico. Alguns estudos sugerem uma hiperactivação, enquanto outros sugerem uma hipoactivação ou uma modulação complexa desta região cerebral (15). Uma meta-análise de estudos sobre o processamento da recompensa mostrou uma ativação relativamente reduzida do striatum ventral durante a antecipação da recompensa em indivíduos que sofrem de jogo patológico (16). Esta hipoactivação pode sugerir uma alteração no processamento da recompensa ou uma redução da sensibilidade aos estímulos de recompensa nos jogadores patológicos. Pode também estar associada a dificuldades no sistema de recompensas, como a redução da tolerância às recompensas ou a procura compulsiva de recompensas mais elevadas. No entanto, estudos preliminares demonstraram volumes maiores do striatum ventral (17) e um aumento da conetividade funcional do striatum ventral. (18) em jogadores patológicos em comparação com os controlos. Esta hiperactivação pode refletir uma maior sensibilidade às recompensas e aos estímulos associados ao jogo, contribuindo assim para a motivação para o jogo e para o comportamento de procura de recompensas. Outros estudos preliminares demonstraram associações entre a disponibilidade de receptores dopaminérgicos no striatum e a impulsividade (como fazer escolhas impulsivas sob stress) e entre a disponibilidade de receptores dopaminérgicos no striatum ventral e a desinibição comportamental (como gastar demasiado dinheiro) em jogadores patológicos em comparação com indivíduos saudáveis (19,20). Estes resultados sugerem que as anomalias no striatum ventral podem contribuir para o comportamento impulsivo nestes indivíduos. Além disso, o aumento da transmissão de dopamina no striatum dorsal foi associado à gravidade do jogo problemático (21). Além disso, o aumento da ligação do aos receptores de dopamina e a ativação da substância negra (que se projecta para o striatum dorsal) evocados pelo jogo foram positivamente associados à gravidade do jogo problemático (22,23). Estes resultados sugerem que o aumento da sensibilidade da resposta dopaminérgica no striatum dorsal pode contribuir para a variação individual na gravidade do jogo patológico. Os resultados dos exames PET (tomografia por emissão de positrões) em pessoas com jogo patológico divergem da redução dos receptores dopaminérgicos estriatais registada em pessoas com dependência de substâncias (24,25), sugerindo que esta última pode representar os efeitos neurotóxicos das substâncias, em vez de ser um mecanismo de dependência.

2. Circuitos fronto-estriatais

O striatum projecta-se para regiões do córtex pré-frontal (CPF), em particular o CPF medial, que está envolvido na tomada de decisões baseadas na recompensa (26).

Os estudos de neuroimagem sobre o jogo patológico revelaram uma diminuição relativa da atividade nas regiões fronto-estriatais durante a exposição a pistas (27), o jogo simulado (28), o controlo inibitório (29) e a antecipação da recompensa (30). Além disso, a redução da conetividade entre o estriado e o córtex pré-frontal medial tem sido implicada no desejo induzido por estímulos no jogo patológico (31).

O córtex orbitofrontal medial (envolvido no valor subjetivo das escolhas) e o córtex cingulado anterior (envolvido na codificação das previsões de escolha e dos erros de previsão) podem contribuir para esta perturbação (32). O córtex orbitofrontal medial e o córtex cingulado anterior mostraram uma ativação aumentada em resposta a sinais de jogo em pessoas com jogo patológico, e estas regiões e o striatum mostraram uma ativação reduzida em resposta a ganhos relacionados com o jogo (33). Estes dados sugerem que as regiões envolvidas na avaliação da recompensa podem ser mais sensíveis a sinais externos que indicam a disponibilidade do jogo do que ao valor real ganho ou perdido com o jogo em jogadores patológicos.

3. Ínsula

A ínsula tem sido implicada na interocepção (34). As regiões ventro-anteriores estão envolvidas na perceção do feedback corporal e das experiências emocionais, enquanto as regiões dorso-anteriores estão envolvidas na cognição de ordem superior (35). Durante as tarefas de jogo experimental, a ínsula pode estar envolvida na monitorização das alterações das respostas corporais (como o ritmo cardíaco) e na codificação desta informação em termos de risco ou excitação (36). Além disso, a ínsula tem sido implicada na avaliação cognitiva deste feedback, uma vez que lesões específicas da ínsula podem abolir distorções cognitivas relacionadas com o jogo, tais como a falácia do jogador (definida como uma crença errada de que os acontecimentos passados influenciam as probabilidades de acontecimentos futuros num jogo de azar) e o efeito de quase-perda.

(37). Além disso, as pessoas com problemas de jogo podem ter uma maior ativação da ínsula e do corpo estriado quando tomam decisões relacionadas com o risco e sofrem perdas ou quase-perdas e podem demonstrar uma maior conetividade entre a ínsula e a amígdala durante este tipo de processos.

(39). Assim, a ínsula poderia interagir de forma anormal com as regiões envolvidas na aprendizagem de recompensas e castigos no jogo patológico, o que poderia levar a um feedback corporal (como um aumento das sensações de batimento cardíaco antes do jogo) sob a forma de sinais de recompensa, excitação ou stress (40).

4. Hipocampo e amígdala

O hipocampo e a amígdala têm sido implicados na aprendizagem emocional e na regulação do stress (41). Em tarefas experimentais de jogo, o hipocampo tem sido implicado na aprendizagem probabilística de contingências estímulo-resultado. (por exemplo, prever quando as pistas de jogo indicam recompensas ou castigos) e a amígdala tem sido implicada em análises de custo-benefício orientadas para a aversão à perda (42). No jogo no mundo real, a aprendizagem probabilística pode ser desafiada por programas de recompensa intermitentes em dispositivos de jogo como as máquinas de jogo eletrónico, sugerindo que jogar certas formas de jogo pode influenciar as tendências de tomada de decisão (43).

III. O sistema de recompensas e as fases do jogo

Foram efectuados estudos sobre o processamento cerebral da recompensa nas diferentes fases do jogo. Como já foi documentado, o **"sistema de recompensa"** inclui principalmente o striatum, o córtex pré-frontal ventromedial, o córtex orbitofrontal e a amígdala (Figura 3).

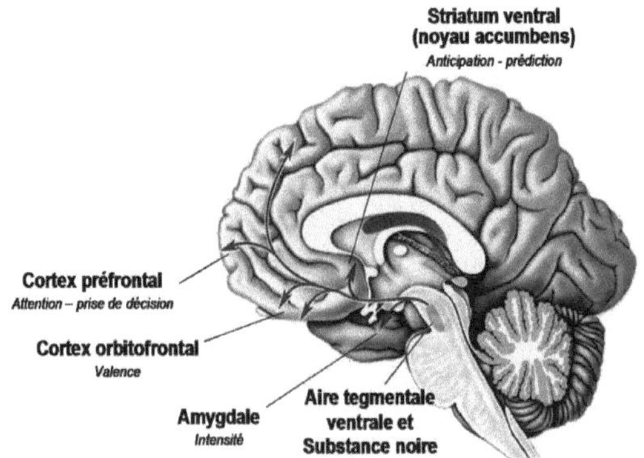

Figura 3: O sistema de recompensas

Os primeiros estudos de fMRI centraram-se na fase **de "receção da recompensa".** Esta fase diz respeito à sensibilidade dos jogadores patológicos aos ganhos e perdas monetárias no contexto do jogo ou da dependência do jogo. processo de aprendizagem. Os resultados destes estudos evidenciaram uma hipoactivação do sistema de recompensa em resposta aos ganhos monetários nos jogadores, nomeadamente no striatum ventral e no córtex pré-frontal (28,29) (Figura 4). De acordo com um destes estudos, a gravidade dos sintomas do jogo patológico estava mesmo correlacionada com a intensidade desta hipoactivação (28). Este resultado remete para o quadro teórico da "**síndrome da deficiência de recompensa"**, que considera a dependência como a consequência de uma hipo-sensibilidade crónica à recompensa.

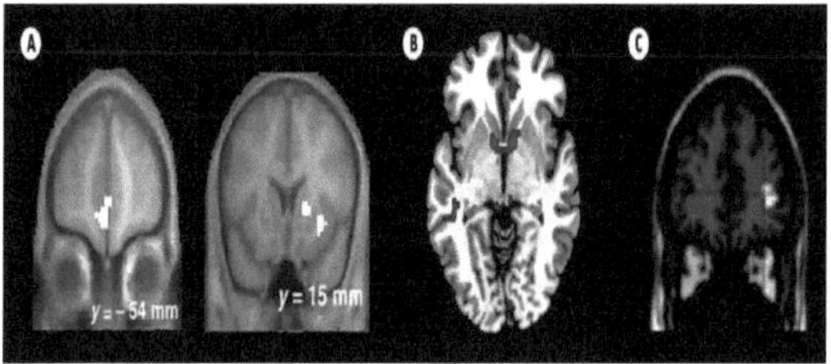

Figura 4: Hipoactivação do sistema de recompensa em resposta a ganhos monetários em jogadores patológicos

No entanto, outros estudos mais recentes não encontraram a mesma coisa e, em vez disso, mostraram sinais de hipersensibilidade à recompensa em jogadores patológicos. Num estudo de Miedl et al, um circuito cortical fronto-parietal foi hiperactivado pela comparação direta de ganhos e perdas num jogo de blackjack (44). Do mesmo modo, duas experiências de eletroencefalografia mostraram uma clara amplificação da atividade neuronal do córtex pré-frontal medial em resposta a ganhos monetários em jogadores (45,46). Um primeiro estudo mostrou uma diminuição da reatividade do sistema de recompensa nos jogadores (47). Em contrapartida, um segundo estudo demonstrou um aumento da reatividade no striatum dorsal ao antecipar grandes ganhos monetários (48). Estas incoerências entre os diferentes estudos, que fazem lembrar as observadas na dependência de substâncias (49), são atualmente objeto de um intenso debate (50). Recentemente, um estudo de Sescousse et al (7) propôs a hipótese de que o processo relevante a estudar não era a sensibilidade às recompensas monetárias, mas sim a sensibilidade às recompensas não monetárias. De facto, em caso de hipersensibilidade crónica às recompensas não monetárias (sexo, comida, etc.), a motivação para as recompensas monetárias assumiria automaticamente o controlo e acabaria por conduzir a um comportamento quase exclusivamente orientado para . Para testar esta hipótese, Secousse et al. compararam as respostas cerebrais a estímulos que previam ganhos monetários ou imagens eróticas (Figura 5). Os resultados desta experiência concluíram que os indivíduos saudáveis apresentavam respostas cerebrais semelhantes no striatum para os dois tipos de recompensa, enquanto os jogadores patológicos apresentavam uma clara diminuição da reatividade para os estímulos que previam imagens eróticas em comparação com os que previam ganhos monetários (51). Esta diferença de reatividade, que se verificou estar correlacionada com a gravidade dos sintomas do jogo, poderia ser um marcador-chave da dependência do jogo.

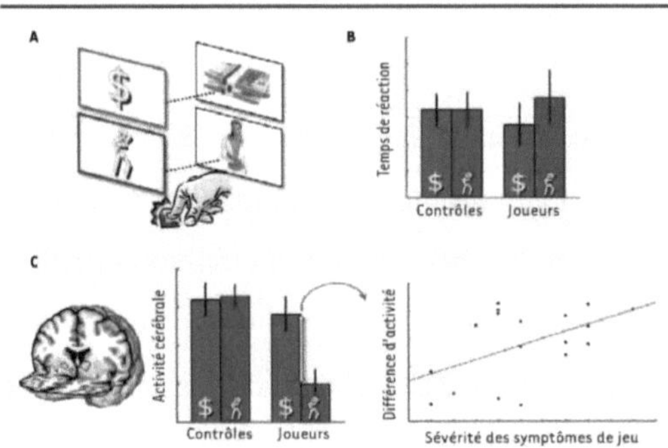

Figura 5: Reatividade reduzida quando se antecipa a ausência de dinheiro em jogadores patológicos

Em relação à sensibilidade aos ganhos e às perdas, vários estudos sugeriram disfunções nos mecanismos de aprendizagem e **"erros de previsão",** que se referem às imprecisões ou falsas antecipações que os jogadores fazem ao prever o resultado de eventos relacionados com o jogo. Trata-se de sinais de surpresa que reflectem a diferença entre o valor percebido e o valor esperado ou previsto das recompensas. Estes sinais são emitidos pelo mesencéfalo e são depois transmitidos ao striatum (52). Desempenham um papel fundamental na aprendizagem do valor previsto das recompensas. Se o valor esperado for inferior ao valor percepcionado, o erro de previsão é positivo e ajuda a aumentar o valor esperado no futuro. outro lado, se o valor esperado for superior ao valor percebido, o erro de previsão é negativo e contribui para reduzir o valor esperado no futuro (52). Os mecanismos de previsão foram estudados por Voon et al (53) numa tarefa de aprendizagem por reforço em doentes de Parkinson que tinham desenvolvido comportamentos aditivos após tratamento dopaminérgico. Os resultados mostraram o efeito potenciador da dopamina nestes doentes, evidenciado por uma amplificação do sinal de erro de predição positivo do striatum ventral. Este mecanismo pode explicar uma sensibilidade enviesada a favor das recompensas e, por conseguinte, do comportamento aditivo. Outros estudos debruçaram-se sobre o efeito **de "quase-acidente"** do contexto. É a sensação que se tem quando se perde e se esteve muito perto de ganhar. Por exemplo, numa slot machine, se os símbolos alinhados forem quase todos iguais, mas não exatamente, cria-se a ilusão de quase ganhar, embora o jogador tenha tecnicamente perdido. Em indivíduos normais, os eventos de quase-perda aumentam o desejo de continuar a jogar e activam o sistema de recompensa (particularmente o striatum), possivelmente reflectindo o cálculo de um erro de previsão positivo (54). No entanto, em jogadores patológicos, os investigadores observaram uma correlação entre a resposta do mesencéfalo a eventos de quase-perda e a gravidade dos sintomas de jogo (55). Esta descoberta sugere que a distorção cognitiva e neurofisiológica associada aos eventos de quase-acerto pode ser um marcador da dependência do jogo. Em consonância com os numerosos estudos de fMRI realizados sobre a dependência de substâncias, algumas experiências investigaram **a reatividade dos jogadores patológicos a pistas ambientais que predizem o jogo**. Num primeiro estudo, Potenza et al (54) utilizaram vídeos de actores que descreviam emocionalmente a sua experiência de jogo num casino. Os resultados mostraram que o desejo de jogar (craving) suscitado por estes vídeos estava associado a uma redução da atividade no córtex pré-frontal ventromedial, no striatum e no tálamo dos jogadores patológicos. Este resultado é surpreendente, uma vez que a maioria dos estudos sobre a dependência de substâncias tem relatado uma hiperactivação nestas mesmas regiões (56,57). No entanto, é de salientar que a interpretação destes resultados foi relativamente delicada devido à complexidade dos vídeos utilizados, que apresentavam pistas de jogo indiretamente através da descrição de um ator. Em contraste com este primeiro estudo, duas outras experiências encontraram hiperactivações cerebrais em jogadores patológicos que viam fotografias ou vídeos que ilustravam cenas de jogo em casinos (58,59). Em ambos os casos, as regiões hiperactivadas incluíam o córtex pré-frontal dorsolateral, o giro parahipocampal e o córtex occipital, enquanto o estudo de Goudriaan et al. também relatou a hiperactivação do córtex cingulado posterior e da amígdala. Dado o envolvimento destas regiões nos processos de memória, emocionais e visuais, os autores concluíram que as pistas de jogo têm uma saliência exacerbada nos jogadores patológicos. Finalmente, dois analisaram a fase **de avaliação do risco** num jogo de blackjack (16,32). Os resultados mostraram um aumento da atividade no estriado e no córtex orbitofrontal dos jogadores patológicos em ensaios de alto risco em comparação com ensaios de baixo risco. De acordo com os autores, este resultado reflecte o elevado nível de excitação experimentado pelos jogadores em situações de alto risco e, por conseguinte, o elevado potencial de dependência destas situações.Os estudos de neuroimagem sobre o jogo patológico são ainda escassos e não é ainda possível construir um modelo neurobiológico coerente do jogo patológico. No entanto, é possível tirar duas conclusões. Em primeiro lugar, os jogadores patológicos parecem apresentar uma hipoactivação do córtex pré-frontal ventromedial em resposta a ganhos monetários. Além disso, a apresentação de pistas ambientais relacionadas com o jogo parece gerar hiperactivações cerebrais, reflectindo provavelmente uma hiper-reatividade aos estímulos condicionados pelo jogo. Este fenómeno pode ser exacerbado pela hipossensibilidade a recompensas não monetárias, o que, em contrapartida, aumenta a saliência motivacional das recompensas monetárias.

IV. Alterações estruturais do cérebro

Até à data, apenas alguns estudos se debruçaram sobre as alterações estruturais do cérebro no jogo patológico e apresentaram resultados díspares. Alguns estudos de ressonância magnética (RM) destinados a identificar anomalias da massa cinzenta não revelaram diferenças volumétricas significativas entre indivíduos diagnosticados com perturbações do jogo e indivíduos saudáveis (61-63). No entanto, outros estudos referiram um afinamento significativo da massa cinzenta nas regiões pré-frontais (64,65). Além disso, foi demonstrada uma diminuição dos volumes do hipocampo e da amígdala (66,67). Estudos de ressonância magnética que utilizam imagens de tensor de difusão para avaliar a integridade da substância branca detectaram, pelo contrário, uma redução bastante consistente da integridade da substância branca nos jogadores patológicos (61), mesmo sem anomalias da substância cinzenta (68), o que levanta a questão de uma possível vulnerabilidade pré-existente às alterações neuroadaptativas progressivas induzidas pelo jogo contínuo.

V. Papel dos neurotransmissores

1. Dopamina

A. Estudos neuroquímicos :

Vários estudos sobre a toxicodependência puseram em evidência o papel central da dopamina. Este neuromodulador, abundante em estruturas subcorticais como o striatum, está envolvido nos processos de recompensa e de reforço. É libertada em grandes quantidades pela maioria das substâncias psicoactivas (69). Na década de 2000, uma série de estudos utilizando a tomografia por emissão de positrões (PET) mostrou uma redução da densidade dos receptores de dopamina D2 no striatum de indivíduos dependentes de cocaína, heroína, metanfetamina ou álcool (69) (Figura 6).Segundo esta teoria, a subestimulação do sistema dopaminérgico reduziria a sensibilidade às recompensas (daí o nome da teoria: "**síndrome de deficiência de recompensa**") e levaria ao consumo excessivo de drogas para compensar este défice (70). No entanto, estudos recentes de PET em jogadores patológicos não conseguiram validar esta hipótese no caso do jogo patológico (23,61). Assim, embora dois destes estudos tenham mostrado uma correlação inversa entre a gravidade dos sintomas do jogo e a densidade dos receptores D2, nenhum deles foi capaz de mostrar uma redução sistemática em comparação com os sujeitos de controlo (21) (Figura 6).

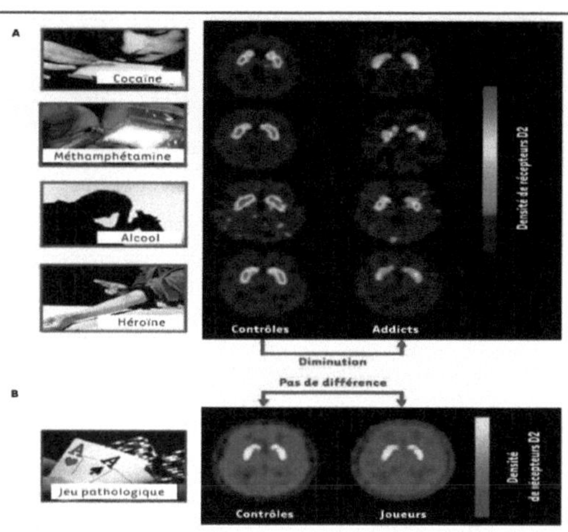

Figura 6: Mapeamento PET dos receptores de dopamina D2 no estriado

Do mesmo modo, os poucos estudos farmacológicos realizados até à data produziram resultados heterogéneos. No seu primeiro estudo, Zack e Poulos analisaram os efeitos das anfetaminas (agonistas da dopamina) no comportamento dos jogadores patológicos, com base na observação de que a administração de uma pequena dose de anfetaminas a toxicodependentes parece desempenhar um papel motivador. Os seus resultados confirmaram esta previsão, mostrando um aumento do desejo de jogar e da velocidade de leitura de palavras relacionadas com o jogo. (71). Inesperadamente, no entanto, os mesmos efeitos foram observados num segundo estudo em que os jogadores receberam haloperidol, um antagonista seletivo dos receptores D2 da dopamina (72). Uma possível explicação para esta aparente contradição reside na hipótese de uma dose baixa de antagonista da dopamina poder atuar sobre os auto-receptores pré-sinápticos inibitórios, aumentando assim a transmissão da dopamina (39). Embora estes estudos confirmem o papel primordial da dopamina no comportamento de jogo, infelizmente não fornecem respostas quanto à direção deste efeito no jogo patológico.

B. Estudos genéticos

Ao mesmo tempo, vários estudos analisaram as variações genéticas que se pensa afectarem a função dopaminérgica no cérebro. Estes estudos centraram-se no gene DRD2, que codifica os receptores D2, e em particular no polimorfismo Taq1A, que influencia a densidade dos receptores D2 no cérebro e foi associado à dependência de substâncias (69). Um primeiro estudo mostrou uma associação entre este polimorfismo e o jogo patológico, o que sugere uma redução da concentração dos receptores D2 e, por conseguinte, a hipótese hipodopaminérgica (72). No entanto, este resultado deve ser tratado com precaução, na medida em que não foi reproduzido num estudo mais recente e a associação do polimorfismo Taq1A com o jogo patológico foi posta em causa (19). No entanto, foram demonstradas outras associações entre o jogo patológico e os genes DRD4 (23,45) e DRD1 (21,72), confirmando o provável envolvimento da dopamina na desregulação do comportamento de jogo.

C. A doença de Parkinson e o jogo patológico

Um outro argumento forte a favor desta hipótese resulta de observações clínicas repetidas que mostram o aparecimento de comportamentos aditivos num certo número de doentes de Parkinson. Estes doentes, que sofrem de degenerescência dos neurónios dopaminérgicos da substância negra e, sobretudo, de perturbações motoras, são geralmente tratados com agonistas dopaminérgicos. No entanto, verificou-se que este tratamento provoca sintomas de jogo patológico, bem como hipersexualidade, compras compulsivas e bulimia (73). A incidência do jogo patológico nestes doentes é da ordem de , contra 1 a 2% na população em geral, e parece estar mais ligada ao tratamento com agonistas dopaminérgicos, que têm uma forte afinidade pelos receptores D3 presentes em grande quantidade no striatum ventral (74). Embora a natureza da interação entre a doença de Parkinson e o mecanismo de ação dos agonistas dopaminérgicos esteja ainda por esclarecer, estas observações empíricas sublinham o papel da dopamina no desenvolvimento do jogo patológico. Uma das hipóteses avançadas sugere que o tratamento com agonistas, destinado essencialmente a restaurar a função dopaminérgica no striatum dorsal - especializado nas funções motoras - poderia provocar uma sobredosagem de dopamina no striatum ventral - especializado nas funções motivacionais e relativamente poupado na doença de Parkinson (39). Este mecanismo, que poderia explicar os comportamentos compulsivos de certos pacientes, aponta portanto para uma visão hiperdopaminérgica da dependência, em contraste com a síndrome de deficiência da teoria da "recompensa". Globalmente, estes dados confirmam a existência de uma provável desregulação da função dopaminérgica no jogo patológico, mas continuam a ser demasiado heterogéneos para permitir tirar conclusões claras e precisas sobre os mecanismos envolvidos.

2. Noradrenalina

A norepinefrina é uma catecolamina estruturalmente relacionada com a epinefrina, que é libertada em resposta ao stress e afecta a resposta do sistema nervoso simpático. A norepinefrina pode ser sintetizada a partir da dopamina e pode ter efeitos sistémicos (centrais e periféricos) (75). O sistema noradrenérgico, que utiliza a norepinefrina como principal mensageiro químico, é responsável por várias funções cerebrais, incluindo a vigília, a atenção, o humor, a aprendizagem, a memória e a resposta ao stress (76). Em modelos pré-clínicos de dependência de substâncias, a norepinefrina está criticamente envolvida na mediação dos efeitos estimulantes, incluindo a sensibilização e o restabelecimento da procura de drogas (77).

Semelhante à dependência de substâncias, a dependência comportamental também envolve uma excitação ligada à norepinefrina, que pode imitar uma sensação de "prazer". A norepinefrina é estudada no jogo patológico desde os anos 1980. A ativação do sistema simpático, marcada por um aumento do ritmo cardíaco e por alterações de outros parâmetros físicos, está presente nos jogadores e parece ser mais pronunciada nos jogadores patológicos (78). Além disso, os estudos revelaram concentrações mais elevadas de noradrenalina ou dos seus metabolitos no sangue, na urina e no líquido cefalorraquidiano dos jogadores patológicos em comparação com uma população de controlo (78). Por conseguinte, a noradrenalina parece desempenhar um papel importante na estimulação e na excitação durante as situações de jogo. Além disso, os indivíduos que sofrem de perturbações do jogo mantêm níveis noradrenérgicos significativamente mais elevados durante toda a sessão de jogo, ao passo que os controlos saudáveis só apresentam níveis elevados no início da sessão de jogo (79). A função noradrenérgica foi associada ao comportamento de procura de sensações nas perturbações do jogo, que partilha algumas semelhanças com a dependência de substâncias. A sobreactividade do sistema noradrenérgico nas perturbações do jogo pode reforçar e/ou manter o comportamento de jogo através de influências na excitação (80). Além disso, foi demonstrado que os fármacos adrenérgicos podem influenciar aspectos específicos do controlo dos impulsos em estudos com animais e seres humanos. Estes resultados sugerem vários papéis possíveis para a função adrenérgica no jogo patológico e no seu tratamento, sendo necessária mais investigação nesta área para examinar estas possibilidades (9).

3. Serotonina

A serotonina é também um neurotransmissor envolvido no controlo da impulsividade. A função anormal da serotonina tem sido associada a um fraco controlo dos impulsos. Estudos neuroquímicos sugerem semelhanças a serotonina e a dependência de substâncias (81). Os jogadores patológicos, tal como outros indivíduos com perturbações do controlo dos impulsos, apresentam uma diminuição da concentração do metabolito da serotonina, o ácido 5-hidroxi-indolacético, no líquido cefalorraquidiano, em comparação com os indivíduos do grupo de controlo (78). Num outro estudo, a densidade do transportador plaquetário de serotonina (SERT), uma proteína que regula a concentração sináptica de serotonina através de mecanismos de recaptação, estava diminuída nos jogadores patológicos, sugerindo o envolvimento da serotonina na perturbação do jogo (82). A administração de meta-clorofenil piperazina (m-CPP), um agonista serotoninérgico, produz um efeito eufórico nos jogadores patológicos. Este efeito é observado noutras populações de pacientes com dependência de substâncias, mas não em populações de controlo (78).

4. Opiáceos :

O sistema opióide é constituído por vários tipos de receptores (μ, δ e κ) e péptidos (β-endorfina, encefalinas e dinorfinas). Os ligandos dos receptores opióides μ e δ podem produzir efeitos gratificantes, enquanto os ligandos dos receptores opióides κ podem ter efeitos aversivos (83). Dados pré-clínicos indicam que os receptores opióides estão amplamente distribuídos no sistema mesolímbico e estão envolvidos nos aspectos hedónicos do processamento da recompensa (84). A função opióide pode modificar a libertação de dopamina na via mesolímbica que se estende da área tegmentar ventral ao núcleo accumbens ou ao estriado ventral e influenciar o prazer experimentado durante o comportamento aditivo (85). Assim, os indivíduos com um sistema opiáceo alterado experimentam uma euforia intensa e, consequentemente, têm mais dificuldade em controlar os comportamentos ligados ao objeto de dependência.
O jogo tem sido associado a níveis sanguíneos elevados da endorfina β-opióide endógena e a modulação do sistema opióide por antagonistas dos receptores opióides e agonistas parciais tem-se revelado muito promissora no tratamento da perturbação do jogo. Um estudo de fMRI do antagonista opióide μ
"Num ensaio multicêntrico do antagonista opiáceo naloxona, observou-se uma atenuação das respostas relacionadas com a recompensa no striatum ventral e um aumento da atividade relacionada com a perda no córtex pré-frontal medial durante uma tarefa de roda da fortuna em voluntários saudáveis (86). Num ensaio multicêntrico do antagonista opiáceo nalmefeno para o tratamento da perturbação do jogo, os participantes que receberam este agente apresentaram

uma redução estatisticamente significativa da gravidade da perturbação do jogo (87). Da mesma forma, os indivíduos que relataram fortes impulsos de jogo no início do tratamento responderam melhor à naltrexona do que ao placebo (88).

5. Glutamato :

Um conjunto persuasivo de provas pré-clínicas indicou um papel do glutamato, o neurotransmissor excitatório mais abundante, na recompensa, no reforço e na recaída relacionados com a droga (89). O glutamato parece estar envolvido em neuroadaptações de longa duração no circuito cerebral corticostriatal. Foi igualmente demonstrado que os desequilíbrios na homeostase do glutamato conduzem a alterações na neuroplasticidade, alterando a comunicação entre o córtex pré-frontal e o núcleo accumbens e resultando num comportamento de procura de recompensa (90). Dados de estudos do líquido cefalorraquidiano sugerem também uma disfunção do sistema glutamatérgico nos jogadores patológicos (90). Paralelamente à dependência de substâncias, a N-acetilcisteína (NAC) demonstrou reduzir significativamente a gravidade do jogo patológico. Além disso, a administração aberta de memantina, um antagonista dos receptores N-metil-D-aspartato, mostrou-se promissora na redução da gravidade do jogo patológico e da inflexibilidade cognitiva na perturbação do jogo (91).

VI. Implicações terapêuticas :

Conhecer as regiões do cérebro e os neurotransmissores que estão envolvidos no jogo patológico pode apontar o caminho para estratégias terapêuticas farmacológicas. Atualmente, nenhum medicamento foi aprovado pela regulamentação para o tratamento das perturbações do jogo. No entanto, vários ensaios em dupla ocultação e controlados por placebo de diversos agentes farmacológicos demonstraram a superioridade dos fármacos activos em relação ao placebo no tratamento das perturbações do jogo, embora esta eficácia seja variável de um estudo para outro (80).

1. Antagonistas dos receptores opióides

Os antagonistas dos receptores opióides, como a naltrexona ou o nalmefeno, são a classe de fármacos que provavelmente recebeu mais atenção no tratamento da perturbação do jogo (92), dada a sua capacidade de modular a transmissão dopaminérgica na via mesolímbica. Quatro estudos em dupla ocultação, controlados por placebo, apoiaram a eficácia dos antagonistas dos receptores opióides em diferentes graus. Um ensaio de 12 semanas controlado por placebo com naltrexona demonstrou uma redução dos impulsos e dos comportamentos de jogo em 45 pessoas com perturbações do jogo, em comparação com o placebo. Estes resultados foram confirmados num segundo estudo com 77 pessoas durante um período de 18 semanas (93). Além disso, dois estudos multicêntricos, controlados por placebo, demonstraram a eficácia do nalmefeno (que apresenta um risco de hepatotoxicidade inferior ao da naltrexona) no tratamento da perturbação do jogo. No primeiro estudo, que envolveu 207 pessoas, 59% dos participantes que receberam nalmefene durante 16 semanas apresentaram reduções significativas dos impulsos, pensamentos e comportamentos de jogo, em comparação com apenas 34% dos participantes que receberam um placebo (74). No segundo estudo, os resultados primários e secundários na população com intenção de tratar não foram significativamente diferentes com o nalmefeno em comparação com o placebo, mas as análises post-hoc dos participantes que receberam titulação completa de nalmefeno durante pelo menos 1 semana mostraram uma redução significativamente maior na medida do resultado primário em comparação com o placebo (94). Finalmente, uma análise conjunta de 284 participantes em dois destes estudos mostrou que uma resposta positiva ao nalmefeno ou à naltrexona estava significativamente associada a uma história familiar positiva de alcoolismo e que a intensidade dos desejos de jogar num indivíduo estava associada a uma resposta positiva em doses mais elevadas (74).

2. Os antidepressivos

Os primeiros modelos de jogo patológico e de perturbação do jogo sugeriam um papel para a serotonina, particularmente no controlo dos impulsos. Os inibidores selectivos da recaptação da serotonina (ISRS) foram um dos primeiros medicamentos utilizados para tratar as perturbações do jogo. Os ensaios clínicos controlados que avaliaram os ISRS mostraram resultados mistos para as dependências comportamentais (92). Foram realizados cinco estudos farmacológicos, em dupla ocultação e controlados por placebo, sobre os inibidores da recaptação da serotonina para as perturbações do jogo . Embora os estudos iniciais sobre a fluvoxamina e a paroxetina tenham demonstrado algum benefício em relação ao placebo (95,96), os estudos subsequentes sobre a fluvoxamina, a paroxetina e a sertralina não conseguiram separar estes efeitos dos do placebo (92,97). Os tratamentos com SSRI continuam a ser uma área de investigação ativa e é necessária mais investigação para avaliar a potencial utilização clínica dos SSRI nas perturbações do jogo e noutras dependências comportamentais.

3. antipsicóticos

Tendo em conta o papel dos sistemas dopaminérgicos e serotoninérgicos na perturbação do jogo, dois estudos examinaram a eficácia da olanzapina, um antagonista dos receptores da dopamina e da serotonina, no tratamento da perturbação do jogo, mas nenhum deles demonstrou a superioridade da olanzapina em relação ao placebo(98).

4. Agentes glutamatérgicos :

Tendo em conta os dados humanos preliminares que sugerem uma disfunção do sistema glutamatérgico na perturbação do jogo, a N-acetilcisteína (NAC), um agente modulador do glutamato que parece ser útil no tratamento de pessoas com perturbações relacionadas com substâncias, foi administrada a 27 adultos com perturbação do jogo, tendo os que responderam recebido um ensaio em dupla ocultação, cego, para mais 6 semanas de NAC ou placebo. Na fase aberta, 59% dos participantes registaram reduções significativas nos sintomas do jogo e, no final da fase em dupla ocultação, 83% dos que receberam NAC continuavam a ser classificados como respondedores, em comparação com 29% dos que receberam placebo. Um estudo de acompanhamento controlado, em dupla ocultação, de 12 semanas, que combinou a NAC com TCC, incluindo elementos de entrevista motivacional e dessensibilização imaginária em 28 pessoas também dependentes de nicotina, demonstrou um benefício significativo com o tratamento com NAC, em comparação com o placebo, nos sintomas de dependência da nicotina durante o tratamento e nos sintomas de jogo problemático 3 meses após o final do tratamento formal (99).

Com base nestes fundamentos neurobiológicos do jogo patológico e nas farmacoterapias eficazes para a toxicodependência e outras perturbações psiquiátricas, Bullock et al. propuseram este algoritmo para o tratamento farmacológico desta perturbação (100) (Figura 7).

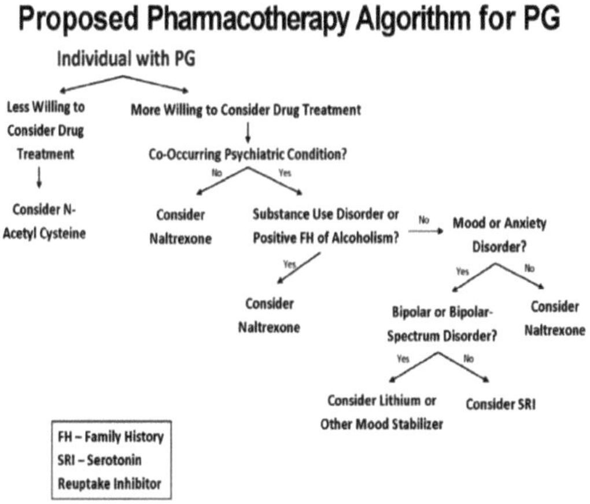

Figura 7: Algoritmo para o tratamento do jogo patológico

CONCLUSÃO

O jogo é uma atividade recreativa para a maioria das pessoas. No entanto, alguns jogadores perdem o controlo e apostam excessivamente, com consequências financeiras, pessoais e profissionais dramáticas. As muitas semelhanças com a dependência de substâncias levaram a comunidade psiquiátrica a redefinir o jogo patológico como uma dependência comportamental, atualmente reconhecida como tal na quinta versão do Manual de Diagnóstico e Estatística das Perturbações Mentais (DSM-5). A perturbação do jogo é atualmente um problema de saúde pública, com uma prevalência estimada de 1 a 2% nos países ocidentais. Na última década, registaram-se progressos consideráveis na compreensão da base neurobiológica desta perturbação, nomeadamente com o advento da neuroimagem. Daí o interesse do nosso trabalho, que tem como objetivo ilustrar melhor a base neurobiológica do jogo patológico. Vários sistemas de neurotransmissores (norepinefrina, serotonina, dopamina, opióides e glutamato) e regiões cerebrais (striatum ventral, córtex pré-frontal ventromedial, ínsula) foram implicados. Assim, uma melhor compreensão dos mecanismos neurobiológicos do jogo patológico parece ser importante para o desenvolvimento de estratégias de prevenção e tratamento mais direcionadas. Para atingir o nosso objetivo, foi realizada uma revisão sistemática da literatura utilizando a metodologia Prisma-P. As referências bibliográficas foram geridas utilizando o software Zotero. As consultas de pesquisa foram introduzidas na Pubmed utilizando os seguintes termos: "Neurobiology", "Gambling Disorder", "Pathological Gambling", "Gambling", etc. A pesquisa foi efectuada de 1997 a 2024 e identificou 208 referências. Após a exclusão de duplicados, foram retidas 202 referências. Os critérios de inclusão foram ensaios clínicos, ensaios controlados aleatórios e revisões sistemáticas publicados entre 1997 e 2024 com o objetivo primário ou secundário de estudar os vários mecanismos neurobiológicos do jogo patológico.

Apenas 27 artigos cumpriram os nossos critérios e foram incluídos na nossa pesquisa. Após estes procedimentos, foi elaborado um fluxograma Prisma. De acordo com a literatura, os principais mecanismos neurobiológicos do jogo patológico são :

Disfunção dos circuitos cerebrais do "sistema de recompensa", nomeadamente no striatum e no córtex pré-frontal ventromedial

-Disfunção do sistema dopaminérgico (dopamina e receptores de dopamina)

-Envolvimento de outros sistemas noradrenérgicos, serotoninérgicos, glutamatérgicos e opióides, com provas preliminares da eficácia de medicamentos que modificam estes neurotransmissores.

No entanto, os estudos realizados até à data são ainda demasiado escassos e heterogéneos para permitir a construção de um modelo neurobiológico coerente do jogo patológico, permanecendo muitas zonas cinzentas. A replicação dos resultados e a diversificação das abordagens de investigação serão necessárias nos próximos anos para consolidar o modelo atual. O desenvolvimento de modelos animais de jogo patológico é uma via particularmente interessante, facilitando a utilização de manipulações farmacológicas e de estudos longitudinais.

REFERÊNCIAS

1. Potenza MN. As perturbações de dependência devem incluir condições não relacionadas com a substância? Addiction. setembro de 2006;101 Suppl 1:142-51.

2. Raylu N, Oei TP. Role of culture in gambling and problem gambling. Clin Psychol Rev 23:1087-114.

3. Potenza MN, Balodis IM, Derevensky J, Grant JE, Petry NM, Verdejo-Garcia A, et al. Gambling disorder. Nat Rev Dis Primers. 25 Jul 2019;5(1):1-21.

4. Associação Americana de Psiquiatria. Diagnostic and Statistical Manual of Mental Disorders 5th ed., Washington DC. Washington, DC: Associação Americana de Psiquiatria, 2013.

5. Welte JW, Barnes GM, Tidwell MC, et al. Jogo de azar e jogo problemático nos Estados Unidos: mudanças entre 1999 e 2013. J Gambl Stud 2014; doi: 10.1007/s10899-014- 9471-4.

6. Potenza MN, Balodis IM, Derevensky J, Grant JE, Petry NM, Verdejo-Garcia A, et al. Gambling disorder. Nat Rev Dis Primers. 25 Jul 2019;5(1):51.

7. Sescousse G. Addiction aux jeux d'argent - Apport des neurosciences et de la neuro-imagerie. Med Sci (Paris). 1 August 2015;31(8-9):784-91.

8. Potenza MN. Neurobiologia dos comportamentos de jogo. Curr Opin Neurobiol. agosto de 2013;23(4):660-7.

9. Potenza MN. Revisão. The neurobiology of pathological gambling and drug addiction: an overview and new findings. Philos Trans R Soc Lond B Biol Sci. 12 Oct 2008;363(1507):3181-9.

10. Goudriaan AE, Oosterlaan J, de Beurs E, Van den Brink W. Pathological

gambling: a comprehensive review of biobehavioral findings. Neurosci Biobehav Rev 2004; 28: 123- 141.

11. Petry NM, Stinson FS, Grant BF. Comorbilidade do jogo patológico do DSM-IV e outras perturbações psiquiátricas: resultados do inquérito epidemiológico nacional sobre o álcool e a toxicodependência condições relacionadas. J Clin Psychiatry 2005; 66: 564-574.

12. Eisen SA, Slutskte WS, Lyons MJ, et al. The genetics of pathological gambling (A genética do jogo patológico). Semin Clin Neuropsychiatry 2001; 6: 195-204.

13. Slutske WS, Eisen S, True WR, et al. Vulnerabilidade genética comum para o jogo patológico e a dependência do álcool nos homens. Arch Gen Psychiatry 2000; 57: 666-673.

14. Jessup, R. K. & O'Doherty, J. P. Human dorsal striatal activity during choice discriminates reinforcement learning behavior from the gambler's fallacy. J. Neurosci. 31, 6296-6304 (2011).

15. Clark, L., Boileau, I. & Zack, M. Neuroimaging of reward mechanisms in gambling disorder: an integrative review. Mol. Psychiatry 24, 674-693 (2018).

16. Machielse, M. W. J. & Sescousse, G. Interrupção do processamento de recompensa no vício: uma meta-análise baseada em imagens de estudos de ressonância magnética funcional. JAMA Psychiatry 74, 387-398 (2017). Este trabalho é uma meta-análise que mostra semelhanças e diferenças nos correlatos neurais do processamento de recompensa em indivíduos com jogos de azar e SUDs.

17. Koehler, S., Hasselmann, E., Wustenberg, T., Heinz, A. & Romanczuk-Seiferth, N. Higher volume of ventral striatum and right prefrontal cortex in pathological gambling. Brain Struct. Funct. 220, 469-477 (2015).

18. Contreras-Rodriguez, O. et al. A neuroplasticidade específica da cocaína na rede do estriado ventral está ligada ao atraso no desconto e à recaída da droga. Addiction 110, 1953-1962 (2015).

19. Clark, L. et al. A ligação do recetor estriatal de dopamina D2/D3 no jogo patológico está correlacionada com a impulsividade relacionada com o humor. Neuroimage 63, 40-46 (2012).

20. Lawrence, A. D., Brooks, D. J. & Whone, A. L. A capacidade de síntese de dopamina no estriado ventral prevê extravagância financeira na doença de Parkinson. Front. Psychol. 4, 90 (2013).

21. Boileau, I. et al. In vivo evidence for greater amphetamine-induced dopamine release in pathological gambling: a positron emission tomography study with [11C]-(+)-PHNO. Mol. Psychiatry 19, 1305-1313 (2014).

22. Chase, H. W. & Clark, L. Gambling severity predicts midbrain response to near- miss outcomes. J. Neurosci. 30, 6180-6187 (2010).

23. Boileau, I. et al. O recetor de dopamina D2/3 no jogo patológico: um estudo de tomografia por emissão de positrões com [11C]-(+)-propil-hexa-hidro-nafto-oxazina e [11C]raclopride. Addiction 108, 953-963 (2013).

24. Volkow, N. D. et al. Diminuição da reatividade dopaminérgica estriatal em indivíduos dependentes de cocaína desintoxicados. Nature 386, 830-833 (1997).

25. Heinz, A. et al. Correlação entre os receptores D2 da dopamina no striatum ventral e o processamento central de sinais e desejos de álcool. Am. J. Psychiatry 161, 1783-1789 (2004).

26. Allain, F., Minogianis, E. A., Roberts, D. C. & Samaha, A. N. How fast and how often: the pharmacokinetics of drug use are decisive in addiction. Neurosci. Biobehav. Rev. 56,166-179 (2015).

27. Potenza, M. N. et al. Gambling urges in pathological gambling: a functional magnetic resonance imaging study. Arch. Gen. Psychiatry 60, 828-836 (2003).

28. Reuter J, Raedler T, Rose M, et al. O jogo patológico está ligado a uma ativação reduzida do sistema de recompensa mesolímbico. Nat Neurosci 2005; 8: 147-148.

29. De Ruiter MB, Veltman DJ, Goudriaan AE, et al. Perseveração da resposta e a resposta ventral
sensibilidade pré-frontal à recompensa e ao castigo em homens jogadores e fumadores problemáticos. Neuropsychopharmacology 2009; 34: 1027-1038.

30. Balodis IM, Kober H, Worhunsky PD, et al. Diminuição da atividade frontostriatal durante o processamento de recompensas e perdas monetárias no jogo patológico. Biol Psychiatry 2012; 71: 749-757.

31. Limbrick- Oldfield, E. H. et al. Substratos neurais de reatividade e desejo de sugestão no transtorno do jogo. Transl Psychiatry 7, e992 (2017).

32. Kennerley, S. W., Behrens, T. E. & Wallis, J. D. Double dissociation of value computations in orbitofrontal and anterior cingulate neurons. Nat. Neurosci. 14, 1581-1589 (2011).

33. Wallis, J. D. & Kennerley, S. W. Contrasting reward signals in the orbitofrontal cortex and anterior cingulate cortex. Ann. NY Acad. Sci. 1239, 33-42 (2011).

34. Craig, A. D. How do you feel - now? A ínsula anterior e a consciência humana. Nat. Rev. Neurosci. 10, 59-70 (2009).

35. Droutman, V., Read, S. J. & Bechara, A. Revisiting the role of the insula in addiction. Trends Cogn. Sci. 19, 414-420 (2015).

36. Panitz, C., Wacker, J., Stemmler, G. & Mueller, E. M. Brain-heart coupling at the P300 latency is linked to anterior cingulate cortex and insula — a

cardio-electroencephalographic covariance tracing study. Biol. Psychol. 94, 185-191 (2013).

37. Potenza, M. N. The neural bases of cognitive processes in gambling disorder. Trends Cogn. Sci. 18, 429-438 (2014).

38. Limbrick- Oldfield, E. H. et al. Substratos neurais de reatividade e desejo de sugestão no transtorno do jogo. Transl Psychiatry 7, e992 (2017).

39. Clark, L., Lawrence, A. J., Astley-Jones, F. & Gray, N. Gambling near-misses enhance motivation to gamble and recruit win- related brain circuitry. Neuron 61, 481-490 (2009).

40. Verdejo- Garcia, A., Clark, L. & Dunn, B. D. The role of interoception in addiction: a critical review. Neurosci. Biobehav. Rev. 36, 1857-1869 (2012).

41. Dedovic, K., Duchesne, A., Andrews, J., Engert, V. & Pruessner, J. C. The brain and the stress axis: the neural correlates of cortisol regulation in response to stress. Neuroimage 47, 864-871 (2009).

42. Shohamy, D., Myers, C. E., Hopkins, R. O., Sage, J. & Gluck, M. A. Distinct hippocampal and basal ganglia contributions to probabilistic learning and reversal. J. Cogn. Neurosci. 21, 1821-1833 (2009).

43. Rahman, A. S., Xu, J. & Potenza, M. N. Diferenças volumétricas hipocampais e amigdalianas no jogo patológico: um estudo preliminar das associações com o sistema de inibição comportamental. Neuropsychopharmacology 39, 738-745 (2014).

44. Miedl SF, Fehr T, Meyer G, Herrmann M. Neurobiological correlates of problem gambling in a quasi-realistic blackjack scenario as revealed by fMRI. Psychiatry Res. 30 de março de 2010;181(3):165-73.

45. Oberg SA, Christie GJ, Tata MS. Os jogadores problemáticos exibem hipersensibilidade à recompensa no córtex frontal medial durante o jogo.

Neuropsicologia 2011 ; 49 : 3768-3775.

46. Hewig J, Kretschmer N, Trippe RH, et al. Hipersensibilidade à recompensa nos jogadores problemáticos. Biol Psychiatry 2010 ; 67 : 781-783.

47. Balodis IM, Potenza MN. Processamento antecipatório da recompensa em populações toxicodependentes: um enfoque na tarefa de atraso do incentivo monetário. Biol Psychiatry. 1 de março de 2015;77(5):434-44.

48. van den Bos R, Lasthuis W, den Heijer E, van der Harst J, Spruijt B. Toward a rodent model of the Iowa gambling task. Behav Res Methods. agosto de 2006;38(3):470-8.

49. Hommer DW, Bjork JM, Gilman JM. Imagiando a resposta do cérebro à recompensa em distúrbios viciantes. Ann NY Acad Sci 2011; 1216: 50-61.

50. Leyton M, Vezina P. Na sugestão: altos e baixos estriatais em vícios. Biol Psychiatry 2012; 72: e21.

51. Sescousse G, Barbalat G, Domenech P, Dreher JC. Desequilíbrio na sensibilidade a diferentes tipos de recompensas no jogo patológico. Cérebro 2013; 136: 2527-2538.

52. Schultz W. Multiple reward signals in the brain (Múltiplos sinais de recompensa no cérebro). Nat Rev Neurosci 2000; 1: 199-207.

53. Voon V, Napier TC, Frank MJ, Sgambato-Faure V, Grace AA, Rodriguez-Oroz M, et al. Perturbações do controlo dos impulsos e discinesias induzidas pela levodopa na doença de Parkinson: uma atualização. Lancet Neurol. março de 2017;16(3):238-50.

54. Potenza MN, Winters KC. The neurobiology of pathological gambling: translating research findings into clinical advances. J Gambl Stud. 2003;19(1):7-10.

55. Chase HW, Clark L. Gambling severity predicts midbrain response to near-miss outcomes. J Neurosci 2010 ; 30 : 6180-6187.

56. Garavan H, Pankiewicz J, Bloom A, et al. Cue-induced cocaine craving: neuroanatomical specificity for drug users and drug stimuli. Am J Psychiatry 2000; 157: 1789-1798.

57. David SP, Munafà MR, Johansen-Berg H, et al. Ventral striatum/nucleus accumbens activation to smoking-related pictorial cues in smokers and nonsmokers: a functional magnetic resonance imaging study. Biol Psychiatry 2005 ; 58 : 488-494.

58. Goudriaan AE, de Ruiter MB, van den Brink W, et al. Padrões de ativação cerebral associados à reatividade a estímulos e ao desejo em jogadores problemáticos abstinentes, fumadores inveterados e controlos saudáveis: um estudo de fMRI. Addict Biol 2010; 15: 491-503.

59. Crockford DN, Goodtear B, Edwards J, et al. Atividade cerebral induzida por pistas em jogadores patológicos. Biol Psychiatry 2005; 58: 787-795.

60. Power Y, Goodyear B, Crockford D. Neural correlates of pathological gamblers. preferência por recompensas imediatas durante a tarefa de jogo de Iowa: um estudo de fMRI. J Gambl Stud 2012; 28: 623-636.

61. Joutsa, J., Saunavaara, J., Parkkola, R., Niemela, S., Kaasinen, V., 2011. Anormalidade extensa da integridade da substância branca cerebral no jogo patológico. Psychiatry Res. 194, 340- 346.

62. van Holst, R.J., de Ruiter, M.B., van den Brink, W., Veltman, D.J., Goudriaan, A.E., 2012a. A voxel-based morphometry study comparing problem gamblers, alcohol abusers, and healthy controls. Drug Alcohol Depend. 124, 142- 148.

63. Yip, S.W., Morie, K.P., Xu, J., Constable, R.T., Malison, R.T., Carroll,

K.M., Potenza, M.N., 2017b. Caraterísticas microestruturais compartilhadas de vícios comportamentais e de substâncias reveladas em áreas de cruzamento de fibras. Biol. Psychiatry Cogn. Neurosci. Neuroimagem. 2, 188-195.

64. Grant, J.E., Odlaug, B.L., Chamberlain, S.R., 2015. Cortical reduzido espessura no transtorno do jogo: um estudo morfométrico de ressonância magnética. Eur. Arch. Psychiatry Clin. Neurosci. 265, 655- 661.

65. Zois, E., Kiefer, F., Lemenager, T., Vollstadt-Klein, S., Mann, K., Fauth-Bühler, M., 2017.
As alterações de volume da matéria cinzenta do córtex frontal no jogo patológico ocorrem independentemente da perturbação do consumo de substâncias. Addict. Biol. 22, 864- 872.

66. Fuentes, D., Rzezak, P., Pereira, F.R., Malloy-Diniz, L.F., Santos, L.C., Duran, F.L.,
Barreiros, M.A., Castro, C.C., Busatto, G.F., Tavares, H., Gorenstein, C., 2015. Mapeamento de anormalidades volumétricas cerebrais em jogadores patológicos nunca tratados. Psychiatry Res. 232, 208-213.

67. Rahman, A.S., Xu, J., Potenza, M.N., 2014. Volumétrico hipocampal e amigdalar
diferenças no jogo patológico: um estudo preliminar das associações com o sistema de inibição comportamental. Neuropsychopharmacology. 39, 738- 745.

68. Yip, S.W., Morie, K.P., Xu, J., Constable, R.T., Malison, R.T., Carroll, K.M., Potenza, M.N., 2017b. Caraterísticas microestruturais compartilhadas de vícios comportamentais e de substâncias reveladas em áreas de cruzamento de fibras. Biol. Psychiatry Cogn. Neurosci. Neuroimagem. 2, 188-195.

69. Volkow ND, Wang GJ, Fowler JS, et al. Addiction: beyond dopamine reward circuitry. Proc Natl Acad Sci USA 2011; 108: 15037-15042.

70. Comings DE, Blum K. Síndrome de deficiência de recompensa: aspectos

genéticos das perturbações comportamentais. Prog Brain Res 2000; 126: 325-341.

71. Zack M, Poulos CX. A anfetamina estimula a motivação para jogar e as redes semânticas relacionadas com o jogo em jogadores problemáticos. Neuropsychopharmacology 2004; 29: 195- 207.

72. Zack M, Poulos CX. Um antagonista D2 aumenta os efeitos de recompensa e de preparação de um episódio de jogo em jogadores patológicos. Neuropsychopharmacology 2007; 32: 1678- 1686.

73. Dagher A, Robbins TW. Personalidade, dependência, dopamina: perspectivas da doença de Parkinson. Neuron 2009 ; 61 : 502-510.

74. Grant JE, Kim SW, Hollander E, Potenza MN. Predicting response to opiate antagonists and placebo in the treatment of pathological gambling. Psychopharmacology 2008;200 : 521-527.

75. Moore RY, Bloom FE (1979) Central catecholamine neuron systems: anatomy and physiology of the norepinephrine and epinephrine systems. Annu Rev Neurosci 2:113- 168.

76. Sofuoglu M, Sewell RA (2009) Norepinephrine and stimulant addiction (Norepinefrina e dependência de estimulantes). Addict Biol 14(2):119-129.

77. Drouin C, Darracq L, Trovero F, Blanc G, Glowinski J, Cotecchia S, Tassin JP (2002) Alpha1b-adrenergic receptors control locomotor and rewarding effects of psychostimulants and opiates. J Neurosci 22(7):2873-2884.

78. Temas UFO. 22: Jogo patológico e neurobiologia I Medicine Key [Internet]. [citado 27 abr 2024]. Disponível em: https://clemedicine.com/22-jeu-pathologique-et- neurobiology/

79. Pallanti S, Bernardi S, Allen A, Chaplin W, Watner D, DeCaria CM, Hollander E (2010) Noradrenergic function in pathological gambling: blunted

growth hormone response to clonidine. J Psychopharmacol 24(6):847-853.

80. Bullock SA, Potenza MN (2012) Pathological gambling: neuropsychopharmacology and treatment (Jogo patológico: neuropsicofarmacologia e tratamento). Curr Psychopharmacol 1(1):67-85.

81. Nordin C, Eklundh T (1999) Alterações na disposição de 5-HIAA no LCR em jogadores patológicos do sexo masculino. CNS Spectr 4(12):25-33.

82. Marazziti D, Golia F, Picchetti M, Pioli E, Mannari P, Lenzi F, Conversano C, Carmassi C, Catena Dell'Osso M, Consoli G, Baroni S, Giannaccini G, Zanda G, Dell'Osso L (2008)
Diminuição da densidade do transportador de serotonina plaquetária em jogadores patológicos. Neuropsychobiology 57(1-2):38-43.

83. Herz A (1997) Endogenous opioid systems and alcohol addiction. Psychopharmacology (Berl) 129(2):99-111.

84. Pecina S, Smith KS, Berridge KC (2006) Hedonic hot spots in the brain. Neuroscientist 12(6):500-511.

85. Spanagel R, Herz A, Shippenberg TS (1992) Opposing tonically active endogenous opioid systems modulate the mesolimbic dopaminergic pathway. Proc Natl Acad Sci U S A89(6):2046-2050.

86. Chen M, Sun Y, Lu L, Shi J. Semelhanças e diferenças na neurobiologia. Adv Exp Med Biol. 2017;1010:45-58.

87. Grant J.E, Kim S.W, Odlaug B.L. N-acetyl cysteine, um agente modulador do glutamato, no tratamento do jogo patológico: um estudo piloto. Biol. Psychiatry. 2007;62:652-657.

88. Grant, J. E., Kim, S. W., Hollander, E. & Potenza, M. N. 2008 Previsão da resposta aos antagonistas opiáceos e ao placebo no tratamento do jogo patológico. Psychopharmacology.

89. Chambers R.A, Bickel W.K, Potenza M.N. A scale-free systems theory of motivation and addiction. Neurosci. Biobehav. Rev. 2007;31:1017-1045.

90. Kalivas P.W, Volkow N.D. The neural basis of addiction: a pathology of motivation and choice. Am. J. Psychiatry. 2005;162:1403-1413.

91. Coric V, Kelmendi B, Pittenger C, Wasylink S, Bloch M.H. Efeitos benéficos do agente antiglutamatérgico riluzole num doente com diagnóstico de tricotilomania. J. Clin. Psychiatry. 2007;68:170-171.

92. Yau YHC, Potenza MN. Perturbação do jogo e outras dependências comportamentais: Reconhecimento e tratamento. Harv Rev Psychiatry. 2015;23(2):134-46.

93. Kim SW, Grant JE, Adson DE, Shin YC. A double-blind comparative study of naltrexone and placebo in the treatment of pathological gambling. Biological Psychiatry. 2001 ; 49 : 914-921.

94. Grant JE, Potenza MN, Hollander E et al. Multicentre investigation of the antagonist opioid nalmefene in the treatment of pathological gambling. Suis J Psychiatry. 2006 ; 163 : 303-12.

95. Um estudo em dupla ocultação controlado por placebo sobre a eficácia e a segurança da paroxetina no tratamento do jogo patológico. J Clin Psychiatry. 2002 ; 63 : 501-7.

96. Hollander E, DeCaria CM, Finkell JN, Begaz T, Wong CM, Cartwright C. Um ensaio cruzado aleatório em dupla ocultação de fluvoxamina/placebo no jogo patológico. Biol Psychiatry. 2000 ; 47 : 813-7.

97. Blanco C, Petkova E, Ibanez A, Saiz-Ruiz J. A placebo-controlled pilot study fluvoxamine for pathological gambling. Ann Clin Psychiatry. 2002 ; 14 : 9-15.

98. Grant JE, Potenza MN. Pharmacological Treatment of Adolescent Pathological Gambling (Tratamento Farmacológico do Jogo Patológico na Adolescência). Int J Adolesc Med Saúde. 2010;22(1):129-38.

99. Grant JE, Kim SW, Potenza MN. Advances in the pharmacotherapy of pathological gambling (Avanços na farmacoterapia do jogo patológico). Journal of Gambling Studies. 2003;19:85-109.

100. Bullock SA, Potenza MN. Pathological Gambling: Neuropsychopharmacology and Treatment. Curr Psychopharmacol. Feb 1, 2012;1(1):10.2174/2211556011201010067.

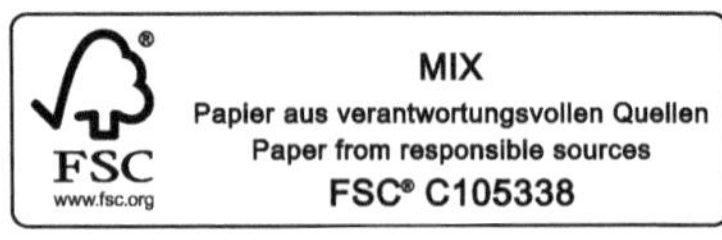

Printed by Books on Demand GmbH, Norderstedt / Germany